"El presente manual se centrará en los tres síntomas fundamentales de la patología urgente de oído: la otalgia, la hipoacusia aguda y el vértigo. A partir de unas preguntas básicas iremos desglosando los cuadros más frecuentes, las posibles complicaciones y los motivos de derivación urgente o diferida de los pacientes al Otorrinolaringólogo"

Índice

Capítulo 1: Exploración del oído

Para la exploración básica en Urgencias solo se necesita un otoscopio y un diapasón.

En primer lugar se inspeccionará el pabellón auditivo buscando restos de exudados, escamas, vesículas, erosiones externas,...etc.

Para la visualización del CAE y tímpano mediante otoscopia, utilizaremos un otoscopio con un espéculo montado sujeto con el dedo índice. Se elegirá un espéculo distinto para cada oído para evitar el traspaso de infecciones, seleccionando el de mayor tamaño que nos permita visualizar la totalidad del CAE y membrana timpánica. Para facilitar la exploración se enderezará el conducto; en adultos realizando una tracción hacia arriba y hacia atrás y, en niños, horizontalmente hacia atrás.

Mediante este examen valoraremos la integridad de la membrana timpánica, transparencia o aumento de vascularización de la misma, presencia de secreciones o exudados en CAE y presencia de colecciones en oído medio. Para ello, debemos identificar el marco timpánico, mango del martillo, trígono luminoso y *Pars flácida,* como elementos básicos.

La función auditiva puede explorarse de forma sencilla mediante el uso de diapasones. Si bien es cierto que con frecuencia los Servicios de Urgencias no cuentan con juegos completos, podemos encontrar al menos uno. Es ideal utilizar un diapasón de 512 Hzs.

Las hipoacusias, de forma somera, son de 2 tipos: 1) neurosensorial o perceptiva, cuando existe lesión coclear o retrococlear y 2) de transmisión o conductiva, por lesión de estructuras de oído medio u ocupación del mismo

Prueba de Rinne: se hace vibrar el diapasón golpeándolo suavemente contra una superficie no metálica y lo acercamos al pabellón auditivo del paciente (vía aérea), preguntando si escucha el sonido. Posteriormente apoyamos el diapasón sobre la punta de la mastoides del paciente (vía ósea).

- Rinne positivo: audición normal o hipoacusia neurosensorial. El paciente percibe mejor el sonido por la vía aérea que por la ósea.

- Rinne negativo: hipoacusia de transmisión. El paciente oye mejor por la vía ósea.

Prueba de Weber: hacemos vibrar el diapasón en la línea media de la frente del paciente. En caso de dudas, puede repetirse apoyándolo en los huesos nasales o incluso los dientes.

- Weber negativo: sonido que se queda en el centro de la cabeza

- Weber positivo:

  Hacia un oído Rinne positivo (aparentemente sano): hipoacusia neurosensorialHacia un oído Rinne negativo: confirma la hipoacusia de transmisión

Capítulo 2: Otalgia

La otalgia es el síntoma princeps que rige la mayor parte de las demandas de asistencia urgente en Otorrinolaringología. Definida como dolor de oído, cuyo origen puede estar en el mismo, en la articulación temporomandibular (ATM), faringe o dientes. De ahí la importancia de una buena entrevista clínica para establecer el diagnóstico más aproximado.

Otalgia de origen infeccioso.

Otitis externas:

Otitis Difusa o del Nadador. *Trago +, edema y otorrea*

> Cuadro de predominio en meses cálidos, en ocasiones recidivante por factores predisponentes del paciente, bien por humedad excesiva en el Conducto Auditivo Externo (CAE) o bien por estrechez del mismo.
>
> Microbiología: producido por *Pseudomona aeruginosa* en la mayoría de los casos aunque también por *Staphilococcus aureus, Streptococcus, Klebsiella…*
>
> Sospecha:

- Baños en piscina, playa o lagos.
- Pacientes jóvenes y sanos
- Inicio súbito que va empeorando
- Otalgia que impide dormir
- Tumefacción leve preauricular
- Ausencia de fiebre (no siempre).
- Supuración maloliente que mancha la almohada.
- Limpieza con bastoncillo u otros objetos

- Presencia de cuerpos extraños (algodón de bastoncillo que pasa desapercibido).
- Sensación de taponamiento.
- Hipoacusia transmisiva leve de reciente instauración.
- La presencia de una perforación timpánica *de novo* (salvo traumatismo) nos debe hacer dudar del cuadro.
- En ocasiones otorragia: por exudación, erosiones o flictenas.

Exploración y diagnóstico:

- Signo del trago +: en muchas ocasiones especialmente en fase incipiente puede ser negativo, resultando más efectivo un leve tirón del pabellón hacia atrás para provocar la molestia.

- Otorrea: supuración grumosa en muchas ocasiones maloliente. Puede tener desde color amarillento hasta verdoso.

- Otoscopia: puede resultar dolorosa por la movilización del CAE, debido al edema llegando incluso a dificultar la observación completa del tímpano, el cual estará integro salvo antecedente de perforación. La presencia de abundante otorrea también puede impedir la correcta visualización.

Tratamiento:

El tratamiento es tópico, no estando indicados los tratamientos antibióticos sistémicos salvo en otitis severas y en inmunodeprimidos

1. Las otitis externas requieren de tratamiento antibiótico, glucocorticoides y agentes acidificantes tópicos. Actualmente en el mercado existen formulaciones que combinan estos tres elementos:

   - Ciprofloxacino + Dexametasona: primera elección

   - Gentamicina + Dexametasona

   - Polimixina B + neomicina + hidrocortisona: es el menos utilizado por la posibilidad de producir dermatitis de contacto

Se suelen aplicar de 4-5 gotas en el oído afecto en decúbito lateral esperando 5 minutos para la penetración correcta del fármaco cada 8 horas durante 8-10 días.

2. En caso de presentar mucho dolor así como inflamación importante del CAE, se recomienda la adición de corticoides orales en pautas cortas o intramusculares a razón de 1mg por Kg. de peso. En el caso de aplicar la vía oral asociar IBP según los factores de riesgo del paciente.

3. Analgesia con AINES

No mojar ni manipular el oído mientras dure el tratamiento: esto incluye no introducir tapones ni limpiar el oído con bastoncillos u otros métodos.

¿Cuándo derivar?

- Otorrea o estenosis del CAE que nos impida ver el tímpano o que sospechemos que no va a permitir la adecuada penetración del fármaco.

- Otitis externa que no responde a tratamiento adecuado al finalizar la pauta y hayamos descartado la presencia de una otomicosis (puede aparecer tras el tratamiento).

- Paciente inmunodeprimido o paciente en tratamiento con quimioterapia.

Otitis Maligna o Necrotizante: *inmunodeprimido+ otalgia incapacitante+ otorrea*

Cuadro de elevada gravedad que ocurre fundamentalmente en pacientes diabéticos mal controlados, inmunodeprimidos o con tratamiento quimioterápico que evoluciona a osteomielitis, teniendo muy mal pronóstico si no se trata a tiempo.

Microbiología: en más del 95% está causada por *P. aeuroginosa*

Sospecha:

- Diabético mal controlado, inmunodeprimido o tratamiento con quimiostáticos.

- Otitis externa que no cura a pesar de un tratamiento correcto.

- Dolor muy incapacitante

- Afectación de pares craneales asociada a otorrea.

Exploración y Diagnóstico

- Otoscopia: Otorrea maloliente y tejido de granulación.

- Signo del trago +++

- Dolor en la palpación de la ATM y apófisis mastoides.

- Analítica: suele ser normal o bien, mostrar un aumento de la VSG y PCR que puede tener validez en la monitorización.

- Pruebas de imagen: Son necesarias para valorar la evolución del proceso así como la presencia de osteomielitis

Tratamiento

Inicialmente es un cuadro que requiere ingreso hospitalario para tratamiento sistémico y estrecho control de su progresión. El tratamiento oral dependerá del estado del paciente y la evolución del proceso.

Este debe ser agresivo con antibióticos antipseudomona sistémicos, asociados a tratamiento tópico.

- Ciprofloxacino: primera elección, 400 mg IV cada 8 horas o 750 mg/ 8h VO

En resistencias (se recomienda la toma de biopsia y cultivo) o alergia:

- Piperacilina- Tazobactam: 4.5 g cada 6 horas IV

- Ceftazidima: 2g cada 8 horas IV

- Cefepime: 2 g cada 12 horas IV

La duración del tratamiento es prolongada, en torno a 6-8 semanas.

¿Cuándo derivar?

Si bien el tratamiento se debe instaurar ante la sospecha del cuadro y la presencia de imágenes sugestivas, el paciente debe ser valorado por un Otorrinolaringólogo

Otomicosis: *prurito/otodinia + otorrea grumosa*

Puede ser de *novo* secundaria a tratamiento por otitis externa.

Sospecha:

- Picor intenso con poco dolor

- Antecedente de otitis externa previa tratada con antibióticos tópicos

- Uso de prótesis auditivas

- Episodios previos de otomicosis

- Factores predisponentes: canal estrecho, uso de bastoncillos y gotas de limpieza, humedad de CAE

- Hipoacusia transmisiva leve de instauración progresiva.

Exploración y diagnóstico.

Signo del trago negativo

Otoscopia: otorrea grumosa de aspecto lipoideo con presencia de hifas y esporas que varían de color blanquecino a negruzco. Pueden presentar pseudomembranas. Tímpano integro

Microbiología: Candida y *Aspergillus*

Tratamiento

El tratamiento se basa en sustancias acidificantes y secantes tópicas tales como el ácido acético 2% o alcohol boricado en saturación durante 3 semanas, aunque suelen tener mal cumplimiento terapéutico por generar molestias locales. En infecciones mal controladas puede requerir antifúngicos tópicos siendo de primera elección el Clotrimazol al 1% aplicado dos veces al día durante 12-14 días.

Los antifúngicos orales se reservan a los casos refractarios, sospecha de proceso invasivo o en pacientes inmunodeprimidos

¿Cuándo derivar?

- Otorrea abundante que presuponga la falta de acción de los fármacos

- Cuadro que no mejora a pesar de un tratamiento correcto

- Pacientes inmunodeprimidos.

Otitis Externa Circunscrita

Se trata de la infección de un folículo piloso del CAE produciendo la aparición de un forúnculo. Produce otalgia intensa sin otorrea con signo del trago positivo.

La otoscopia nos permite visualizar una infección localizada o la aparición de un absceso.

Microbiología: *S. aureus y S. epidermidis*

Tratamiento

La aplicación de calor local y mupirocina tópica favorece la maduración. En caso de existir absceso debe ser drenado si es accesible.

El tratamiento antibiótico oral se aplicará en caso de falta de respuesta, afectación del estado general e imposibilidad de realizar drenaje. El fármaco de primera elección es la Cloxacilina 500 mg cada 8 horas durante 7 días o bien Clindamicina 150 mg cada 6 horas durante 7 días, si existe alergia al primero.

El tratamiento analgésico es importante pues aunque se trata de un cuadro de apariencia banal, la irritación del CAE produce un dolor muy intenso.

¿Cuándo derivar?

Cuándo se considere la necesidad de drenaje del absceso

Miringitis Bullosa: *niño + otalgia+ vesículas hemorrágicas en tímpano.*

Cuadro de origen viral que produce vesículas de contenido hemático en el contexto de un catarro de vías respiratorias altas que evoluciona hacia la curación. El tratamiento es sintomático, salvo que se sospeche sobreinfección bacteriana.

Otitis medias:

Otitis Media Aguda (OMA): *otalgia punzante+ fiebre+ antecedente de gripe o catarro de vías altas*

Cuadro muy frecuente en niños que acuden a guarderías sin descartar su presencia en adultos

Sospecha:

-   Estaciones frías

-   Trás Brotes epidémicos de gripe o catarro

-   Niños entre 6 y 24 meses con fiebre, llanto incontrolable no atribuible a otra causa

-   Guarderías

-   Hipoacusia transmisiva unilateral más marcada

-   Lactantes con fiebre, anorexia, vómitos y debilidad.

-   Adultos con antecedentes de OMA o disfunción tubárica

-   Otalgia pulsátil que mejora tras la aparición de otorrea seromucosa o serosanguinolenta (perforación).

-   No signo del trago, ni presencia de dolor al manipular el CAE

Exploración y diagnóstico

Otoscopia: membrana timpánica abombada e hiperémica en primeras fases. En fases posteriores perforación con bordes definidos y otorrea mucosanguinolenta

Microbiología: *S pneumoniae, H Influenzae, M Catarrhalis.*

Tratamiento

Entre el 75-90% de los casos de OMA, resuelven de forma espontánea con tratamiento sintomático. Los antibióticos no deberían prescribirse de rutina, salvo en niños menores de 2 años, OMA bilateral, fiebre, OMA con perforación, riesgo de complicaciones (como por ejemplo en casos de inmunodeficiencias), o en los casos en que ya haya pasado un período de observación de 48 horas sin mejoría. De este modo, lo preferible es establecer tratamiento sintomático con un período de observación de 48 horas.

Si transcurrido ese periodo no se ha obtenido mejoría o bien en presencia de alguna de las excepciones expuestas, el antibiótico de primera elección es la Amoxicilina a razón de 875 mg (80 mg/ Kg. /día en niños) cada 8 horas durante 7 días, valorando la posibilidad de fracaso clínico a las 72 horas en cuyo caso habrá que añadir Clavulánico.

Un cuadro evidente con intensa afectación es indicación de Amoxicilina-Clavulánico como primera opción.

El fracaso de esta combinación puede justificar el uso de ceftriaxona durante 3 -5 días.

En pacientes alérgicos a Beta-lactámicos se debe utilizar Azitromicina o Claritromicina.

Es importante una adecuada analgesia teniendo en cuenta que una persistencia de dolor puede ser indicación de derivación para timpanocentesis.

La presencia de otorrea puede requerir aspiración de secreciones y el uso de tratamiento antibiótico tópico.

¿Cuándo derivar?

- Necesidad de timpanocentesis por persistencia del dolor o resistencia a los tratamientos a dos tratamientos aplicados.

- Afectación bilateral o persistencia más allá de 3 meses

- OMA recurrente

- Complicaciones:

  • Mastoiditis: niño con OMA incluso en fase de curación con fiebre de más de 38,5°, enrojecimiento de apófisis mastoides y deformación de pabellón auricular.

  • Petrositis: niño con OMA, rinitis vasomotora, cervicalgia, dolor retro ocular, diplopía

  • Laberintitis: niño con OMA, nauseas, vértigo periférico, aumento de la hipoacusia.

  • Parálisis facial periférica asociada a OMA

Otitis Media Serosa (OMS): *niño + catarro/alergia + hipoacusia sin otalgia.*

Sospecha

- Niño menor de 5 años
- Invierno
- Alimentación con biberón
- Guarderías
- Antecedente de primer episodio de OMS antes del año de edad
- Disfunción tubárica
- Paciente sometido a tratamiento radioterápico cervical

- Procesos que cursen con hipersecreción mucosa (rinitis)
- Hipoacusia subjetiva
- Labio leporino y paladar hendido.
- Síndrome de Down, Alpert, Pierre Robin…

Exploración y diagnóstico:

Otoscopia: tímpano mate amarillento o azulado con ausencia de trígono luminoso, retraído o abombado y con aumento de la red capilar a nivel del mango del martillo. En ocasiones pueden visualizarse burbujas detrás del tímpano.

Acumetría: En muchos casos el tímpano puede resultarnos completamente normal, es por ello que el uso del diapasón en Urgencias puede ser bastante esclarecedor. En el caso de una OMS tendremos una hipoacusia de transmisión por lo que el Rinne será negativo en el oído afecto si es unilateral o en ambos si es bilateral (vía ósea mejor que vía aérea) y el Weber estará lateralizado hacia oído enfermo. En el caso de ser bilateral, el Weber se lateralizará al oído más afectado o podrá incluso ser poco preciso

Timpanometría (no suele estar disponible en Urgencias): curva plana (B)

Tratamiento:

Tienden a la resolución espontánea sin necesidad de tratamiento

- Se pueden recomendar lavados nasales con suero fisiológico u otros preparados similares cada 8 horas.

- Corticoides intranasales son eficaces cuando la OMS está asociada a rinitis alérgicas. Son seguros tanto en adultos como en niños. Los de segunda generación tienen menos paso sistémico (mometasona, fluticasona, ciclesonida...) y las formulaciones acuosa son menos irritantes que las alcohólicas

- Los descongestionantes nasales estará indicados en casos de rinitis con importante obstrucción y NO se sobrepasarán los 3 días de tratamiento

- Corticoides orales (adultos) en pautas cortas cuando el proceso lo precise por persistencia del mismo.

¿Cuándo derivar?

- Niños con OMS e hipoacusia de 3 meses de evolución en bilaterales, 6 meses en unilaterales

- Niños con alteraciones en la adquisición del lenguaje presumiblemente debidas a hipoacusia

- Pacientes con OMS recurrente

- Adultos con OMS unilateral no resolutiva y sin los antecedentes descritos.

Otitis Media Crónica Simple: *perforación conocida+ otorrea*

La otorrea es el síntoma principal, reagudizándose con los catarros de vía respiratorias altas o con la entrada de agua en el CAE. La supuración puede ser desde mucosa filante hasta purulenta con mal olor produciendo dermatitis eccematosas.

Exploración y diagnóstico:

Otoscopia: perforación generalmente con carácter marginal de dimensiones variables y salida de material purulento por la misma

Cultivo: en ocasiones es necesario especialmente en OMC recidivantes por la presencia de gérmenes resistentes.

Tratamiento:

No mojar oído y evitar su manipulación

Tratamiento tópico es más efectivo que el tratamiento sistémico, siendo de elección el Ciprofloxacino a razón de 3-4 gotas cada 8 horas durante 10 días.

¿Cuándo derivar?

La restitución completa de la membrana timpánica en OMC de larga evolución es excepcional, requiriendo de procedimientos quirúrgicos para su cierre.

Otitis Media Crónica Colesteatomatosa: *OMC+ Hipoacusia progresiva+ dolor, parálisis VII, Vértigo*

En líneas generales en pacientes adultos debemos sospecharla cuando existan antecedentes de OMC recidivante, sin embargo este antecedente puede faltar en niños por existencia de una variedad de origen congénito.

Sus manifestaciones son variadas tales como hipoacusia, vértigo, otalgia, otorrea fétida recurrente, etc. No obstante, puede no presentar ningún síntoma o ser un cuadro anodino con molestias inespecíficas dependiendo de su estadio o evolución.

Exploración y diagnóstico:

Otoscopia: presencia de escamas de queratina, pólipos, necrosis o perforación a nivel de ático o meso tímpano. Puede haber otorrea, esfacelos e incluso destrucción de la anatomía normal resultando muy dificultoso el reconocimiento de estructuras

Tratamiento

El objetivo es mantener el oído seco libre de infección por lo que se evitará la entrada de agua

En pacientes no complicados, el tratamiento de primera elección son los antibióticos tópicos tales como el Ciprofloxacino a razón de 3-5 gotas cada 8 horas durante dos semanas.

En caso de fracaso del tratamiento está indicada la toma de muestras para la realización de antibiograma.

Las recurrencias son muy frecuentes siendo importante la educación del paciente sobre

¿Cuándo derivar?

El colesteatoma debe ser diagnosticado y seguido estrechamente por un especialista en Otorrinolaringología. Dejado a su evolución puede conllevar complicaciones tan graves como abscesos cerebrales, meningitis, tromboflebitis del seno lateral, parálisis faciales...

Cuadro resumen de las principales entidades que cursan con otalgia de causa infecciosa en Atención Primaria

	Externa difusa	Externa circunscrita	Externa Maligna	Otomicosis	OMS	OMA
Antecedente	Baños	Acné	Diabético/inmunode	Humedad en CAE	Catarro/alergia	Catarro/gripe
Síntoma	Otalgia	Otalgia	Otalgia	prurito	hipoacusia	Otalgia
Signo del trago	++	++	+++	+/-	-	-
Otoscopia	Otorrea	forúnculo	Otorrea maloliente	Hifas y otorrea grumosa	Tímpano mate, burbujas	Tímpano abombado o/ perforado
Tratamiento Primera elección	Tópico	Tópico	Tópico + sistémico I	Tópico	Nasal	F. inflamatoria: sintomático F. perforada: tópico

Otalgia de causa no infecciosa

Dermatitis de contacto: *prurito en pabellón + escamas + lesiones por rascado*

La presencia de eritema junto con prurito persistente a con otoscopia normal nos debe hacer pensar en una dermatitis de contacto, especialmente cuando es más agudizada a nivel del pabellón y el la porción más externa del CAE.

Como sabemos es una reacción tipo IV con aparición retardada que puede producirse por fármacos, metales, cosméticos, entre ellos el champú, siendo esta última muy frecuente.

El tratamiento se basa en la eliminación del agente causal, uso cremas emolientes, y en casos seleccionados, glucocorticoides tópicos u orales en función de la gravedad para controlar la respuesta inflamatoria.

Disfunción temporomandibular o Síndrome de Costen: *otalgia que no mejora con ningún tratamiento y otoscopia normal*

La otalgia es el segundo síntoma más frecuente de esta entidad

Sospecha:

- Otalgia unilateral incluso bilateral continua asociada a cefalea hemicraneal a veces en "diadema", periorbitaria, dolor cervical... que se inicia por la mañana y empeora a lo largo del día

- Pueden presentar acúfenos o sensación de taponamiento.

- Odontalgia

- Signo del trago negativo

- Otoscopia normal

- Ausencia de respuesta a múltiples tratamientos

- Estrés/ ansiedad

- Quejas del compañero de dormitorio por "*chasquidos dentales*" (bruxismo)

Exploración:

Cavidad oral y exploración cervical: impactación de músculos maseteros y temporales, chasquidos en la apertura de la mandíbula con dificultad para la apertura completa, puntos gatillo a nivel de la articulación y parte posterior del cuello con contracturas, erosiones dentales sobretodo de molares, en fases avanzadas caries, roturas dentales, etc.

Otoscopia normal.

Tratamiento

El tratamiento en fase aguda se basa en calor local seco, AINES de acción prolongada y relajantes musculares en casos de contractura importantes.

Dieta blanda durante las crisis

¿Cuándo derivar?

En la prevención de nuevos episodios pueden utilizarse férulas oclusales, terapia bioconductual etc., cuya decisión dependerá del especialista en Maxilofacial

Barotrauma: *cambios de presión + otalgia intensa*

Se produce cuando por diferencias de presión a ambos lados de la trompa de Eustaquio que no son compensadas adecuadamente se produce un aumento de la presión negativa dentro de la caja timpánica con retracción timpánica que puede manifestarse como leves molestias hasta otalgia intensa

Sospecha:

- Pacientes con antecedente de viaje en avión.

- Buceadores

- Explosiones

- Individuos susceptibles a mínimos cambios de presión

Clínica:

Hipoacusia, dolor, derrame serohemorrágico, vértigo, acúfenos. Descompresiones mayores a 1 atmósfera pueden dar lugar a desarticulación de la cadena osicular con una hipoacusia transmisiva persistente o alteraciones del oído interno si afecta a la ventana oval

Exploración:

Podemos encontrar desde un tímpano normal, edematoso, con contenido hemático tras la membrana timpánica e incluso perforación de la misma

Tratamiento

El tratamiento es sintomático basado en analgésicos en caso de dolor

Las perforaciones, edema y otras alteraciones suele resolver de forma espontánea.

No existe evidencia en cuanto al uso de glucocorticoides ni antibióticos de forma preventiva.

El mejor tratamiento es la prevención en pacientes predispuestos, así como el uso de descongestionantes nasales o antihistamínicos previos al cambio de presión tales como la pseudoefedrina media hora antes.

Las maniobras de Valsalva durante los cambios puede equilibrar las presiones pero teniendo en cuenta que realizarla puede favorecer otitis medias agudas especialmente en procesos infecciosos faríngeos por aspiración de bacterias desde la rinofaringe. Igualmente masticar chicle durante los mismos permite la compensación.

¿Cuándo derivar?

- Hipoacusia transmisiva persistente

- Vértigo que no mejora

- Perforación persistente

Otohematoma: *reyerta + tumoración violácea del pabellón*

Consecuencia de un traumatismo en pabellón auditivo frecuente en actividades deportivas, reyertas o en pacientes anticoagulados.

Su diagnóstico implica el drenaje inmediato con la finalidad de evitar su organización que dará lugar a la deformidad estética llamada "*oreja en coliflor*" cuyo tratamiento posterior tiene pobres resultados.

Aquellos que sean inferiores a 2 cm pueden drenarse mediante punción-aspiración pero aquellos que sean superiores requieren incisión y drenaje que se mantendrá 48 horas

Es importante aplicar un vendaje compresivo posteriormente y así como protección antibiótica para prevenir sobreinfecciones. El uso de corticoides orales puede estar indicado si existe un edema importante. Se debe revisar de forma precoz por riesgo de reaparición.

Perforación traumática del tímpano

Es típica en pacientes que usan bastoncillos u otros objetos para limpiar el cerumen (es por ello que no deben utilizarse ya que además de esto, predisponen a infecciones) aunque también pueden producirse por bofetones, barotrauma o iatrogenia en lavados con agua a presión o manipulaciones.

Las lesiones pueden ir desde discontinuidades puntiformes hasta perforaciones de gran tamaño. Normalmente no se suelen acompañar de otras lesiones en oído medio o interno y su pronóstico suele ser bueno con restitución completa en pacientes con oído sano.

Las perforaciones pequeñas no requieren más tratamiento que los cuidados higiénicos clásicos y revisión a las tres semanas para valorar evolución.

El uso de antibióticos tópicos es controvertido pero puede estar indicado cuando se ha producido por cuerpos extraños.

Las perforaciones mayores con borde evertidos o irregulares pueden requerir manipulación microscópica por un especialista.

Las posibilidades de cierre se deben esperar hasta 3-6 meses después para plantear tratamiento quirúrgico.

Cuerpos extraños en oído externo.

La mayoría de cuerpos extraños se suele presentar en pacientes menores de 6 años o pacientes con necesidades especiales localizándose el mismo, en el oído derecho con mayor frecuencia por el uso de la mano predominante.

La otalgia, la otorrea y el antecedente definen el cuadro. No obstante este último puede faltar si la acción no ha sido visualizada por el acompañante o familiar o bien, en el caso de los insectos, si se han introducido durante el sueño

El diagnóstico es por otoscopia simple y su extracción, salvo las excepciones expuestas a continuación, puede realizarse mediante irrigación del conducto con agua siendo el método más rápido y menos molesto en caso de niños.

¿Cuándo derivar?

- Pilas de botón: nunca se debe irrigar por riesgo de necrosis del conducto

- Cuerpos extraños punzantes (punta de lápiz, vidrios, agujas, etc.)

- Cuerpo extraño impactado en la membrana timpánica.

- Contraindicaciones de lavado como perforación timpánica previa, tubos de ventilación

Mención especial tienen los insectos: en caso de que la extracción no pueda realizarse con los medios disponibles en Urgencias, antes de la derivación deben matarse irrigando el oído previamente con alcohol de 95º salvo en perforaciones en cuyo caso utilizaremos aceites minerales.

No realizar este proceso implica una otalgia altamente dolorosa y la posibilidad de lesiones destructivas del oído externo y tímpano dependiendo del tamaño del insecto

El uso de antibióticos tópicos dependerá del objeto y las lesiones producidas.

Celulitis/ pericondritis del pabellón auricular: *piercing / traumatismo*
Se producen tras traumatismo, picadura de insectos, quemaduras o piercing

Presenta inicio y progresión rápida por lo que requieren tratamiento temprano para evitar deformidades permanentes.

Las pericondritis se asocian a infección por *pseudomonas* especialmente si tras la lesión esta se expone a lavados con aguas no estériles y calientes.

Generalmente esta patología debe ser derivada para valoración de las lesiones por un especialista para el drenaje y desbridamiento en caso de ser necesario

Cuadro resumen de las principales entidades que cursan con otalgia NO infecciosas en Atención Primaria

	Dermatitis de contacto	Disfunción ATM	Barotrauma	Otohematoma	Perforación traumática	Cuerpo extraño
Antecedente	Atopia	Bruxismo, estrés	Cambios de presión	Reyerta	Antecedente traumático	Niños menores de 6 años
Síntoma Principal	Prurito	Otalgia	Otalgia Hipoacusia	Otalgia	Otalgia Hipoacusia	Otorrea
Otoscopia	Normal	Normal	Edema/ hemotimpano / perforación	Variable Hematoma en pabellón	Perforación	Cuerpo extraño
Tratamiento Primera elección	Cese del agente Emoliente	Analgesia Calor local Relajantes musculares	Analgesia	Drenaje/ compresión/ cobertura antibiótica (ATB)	Sintomático Cobertura ATB en función del causante	Extracción Analgesia Cobertura ATB en función del objeto

Capítulo 3: Hipoacusia

Hipoacusia de origen infeccioso

Toda infección que curse con secreción tanto de oído externo o medio puede cursar en mayor o menor medida con hipoacusia progresiva de carácter transmisivo. De igual manera, si la infección conlleva la perforación timpánica cursará con una hipoacusia con las mismas características (Ver epígrafe anterior)

Hipoacusia de origen traumático

Cualquier evento traumático que curse con perforación timpánica y/o lesión de la cadena de huesecillos puede conducir a una hipoacusia de transmisión. Su gravedad, al igual que en el caso anterior, estará en función de las estructuras lesionadas

Tapón de cerumen.

Hipoacusia progresiva o de reciente aparición que en la mayoría de los casos se limita a ese síntoma, no obstante puede acompañarse de otodinia, mareo, acúfenos y plenitud ótica.

El diagnóstico se realiza mediante la otoscopia simple, teniendo en cuenta que un tapón de cera puede tener una amplia gama de colores y aspectos sin que ello implique patología infecciosa.

En un paciente que de forma fortuita se diagnostica un tapón de cera NO sintomático, NO tiene indicación de extracción, ya muchos pacientes los eliminan de forma espontánea y la extracción no está exenta de riegos. Además el cerumen es bactericida y actúa como barrera protectora frente a infecciones

La extracción puede realizarse mediante cerumenolíticos, lavado o extracción manual si se dispone de la experiencia y el material necesario.

¿Cuándo derivar?

Un tapón de cerumen no es una Urgencia por lo que se remitirá al paciente a su Centro de Salud con pauta de ceruminolíticos si se considera preciso

La derivación al Otorrinolaringólogo se realizará en caso de perforación timpánica previa, antecedente de cirugía de oído o persistencia del mismo aun con las maniobras disponibles.

Hipoacusia súbita: *hipoacusia unilateral que se instaura de forma brusca*

Definida con la pérdida de audición generalmente de carácter unilateral que se produce en menos de 72 horas y cuyo origen sigue siendo incierto postulándose las causas virales, autoinmunes o microvasculares como las más aceptadas. Es una hipoacusia neurosensorial con pérdida de al menos 30 dbs en 3 frecuencias.

El objetivo principal de este apartado es concienciar a los profesionales de la necesidad de un diagnóstico y conocimiento de esta entidad pues el tratamiento precoz puede producir restituciones completas de la audición, mientras su demora hace que se convierta en una hipoacusia neurosensorial unilateral de carácter permanente con las limitaciones que conllevan en la vida diaria del paciente. Especial interés lo presentan los pacientes con un déficit auditivo previo.

La principal entidad con la que se suele confundir es con la OMS en donde la otoscopia puede resultar aparentemente normal y ser un cuadro más frecuente que el que definimos a continuación

Sospecha:

-   Hipoacusia que se inicia al despertar
-   Acúfenos
-   Sensación de plenitud ótica.

-   Otoscopia normal.
-   En ocasiones puede estar precedida de un catarro o infección.
-   Es más frecuente en adultos

Exploración:

Otoscopia normal

Acumetría: Es FUNDAMENTAL para poder diagnosticarla con los medios disponibles en un Servicio de Urgencias. En este caso hablaremos de un Rinne positivo bilateral (mejor por vía aérea en ambos) y un Weber lateralizado hacia el oído sano. Es decir, estaremos hablando de una hipoacusia neurosensorial unilateral.

Aunque es poco frecuente, se recomienda la exploración neurológica completa para descartar un infarto de la Arteria Cerebelosa Antero inferior (AICA) que puede debutar con una hipoacusia brusca que posteriormente progresa con los síntomas cerebelosos clásicos. Es por esto que la RMN está recomendada en los primeros 15 días de aparición de la clínica, especialmente si existen factores de riesgo cardiovascular.

Tratamiento

El principal interés en el conocimiento y adecuado diagnóstico de esta patología es el establecimiento temprano de tratamiento, ya que el mismo puede permitir recuperaciones completas o pérdidas leves de la audición si se aplica de forma precoz.

El tratamiento se debe iniciar en los primeros 45 días desde la aparición del cuadro con respuestas muy pobres si se aplican posteriormente, quedando el paciente con una hipoacusia neurosensorial irreversible.

Se basa fundamentalmente en corticoides orales, (Prednisona, Metilprednisona o Deflazacort) a 1 mg/kg/día durante 25 días, aplicando pauta descendente.

Diabéticos u otros pacientes con contraindicación de corticoides, se recomienda confirmar el diagnóstico antes de iniciar tratamiento.

Todos los pacientes según riesgo, deberán asociar protección gástrica

¿Cuándo derivar?

El paciente con sospecha de sordera súbita requiere una audiometría que confirme y permita su seguimiento por un especialista en Otorrinolaringología. Es por ello que ante la sospecha del cuadro, el paciente debe ser remitido de forma preferente.

La falta de respuesta a los corticoides orales o bien su contraindicación puede requerir la inyección intratimpánica de los mismos, así como en pacientes diabéticos u otros con contraindicación de corticoides orales a altas dosis

La asociación con antivirales no han mostrado mejorías significativas pero si un aumento de los efectos secundarios.

Fracturas de peñasco: *TCE + hipoacusia* y vértigo y/o parálisis facial
Ante un traumatismo craneoencefálico que cursa con hipoacusia, vértigo y/o parálisis facial puede estar indicando una fractura que compromete la porción petrosa o peñasco del temporal.

Ante la sospecha, el papel fundamental lo tiene la exploración neurológica y las pruebas de imagen. El papel del Otorrinolaringólogo no es prioritario en el momento agudo.

En la exploración, siempre y cuando el paciente pueda ser examinado, es importante valorar la presencia de hemotímpano, perforación timpánica con otorragia, deformación del conducto, equimosis a nivel de la mastoides, nistagmo, parálisis de la hemicara ipsilateral...

¿Cuándo derivar?

Valorar lesiones auditivas y faciales persistentes una vez solucionado el problema agudo y con el paciente estable.

Parálisis facial de Bell: *parálisis completa de TODA hemicara*

Parálisis facial más frecuente, de causa no establecida. Suele afectar con mayor frecuencia a pacientes jóvenes, embarazadas, diabéticos e inmunodeprimidos.

NOTA: La presencia de desviación de comisura labial de reciente instauración no asociada a afectación ocular (se explica abajo), es decir, afectación exclusiva de la parte inferior de la cara, nos está indicando una afectación CENTRAL.

Sospecha:

- Parálisis hemifacial brusca

- Signo de Bell: imposibilidad de cierre del parpado ipsilateral con supra elevación del globo ocular, dejando visible la conjuntiva.

- Dolor pre o retroauricular en ocasiones.

- Algiacusia

- En ocasiones, alteración del gusto

- Disminución de la secreción lacrimal y salivar

Exploración: exploración de pares craneales y otoscopia. Si la exploración es normal salvo por el signo de Bell y la parálisis de VII par sin otros signos y síntomas asociados, pensaremos en este cuadro no requiriendo pruebas complementarias.

Tratamiento:

Protección ocular: gafas de sol, lágrimas artificiales a demanda durante el día y oclusión ocular con pomada protectora durante el sueño.

Corticoides orales: son beneficiosos si se administran en las primeras 72 horas. Puede utilizarse Prednisona, Prednisolona o Metilprednisolona con pautas de 10 días, asociado a protectores gástricos en función del riesgo individual.

No existe evidencia de que la adición al tratamiento de antivirales mejore el pronóstico, así como la fisioterapia en este cuadro. Si bien es cierto que el 85% de los pacientes muestra recuperación en 3 semanas, el resto puede tener restituciones completas de la función del nervio hasta seis meses después de su aparición.

Síndrome de Ramsay-Hunt

Parálisis facial unilateral por reactivación del virus varicela-zóster. A diferencia del anterior, si se asocia a otalgia intensa por irritación del V par junto con la sintomatología comentada en el apartado anterior y con las características vesículas localizadas a nivel de conducto y pabellón auditivo. En ocasiones puede asociarse a vértigo.

Su pronóstico es peor que en el caso anterior con menores tasas de recuperación completa.

El tratamiento es semejante al anterior con la diferencia de que en este cuadro, si se ha visto un beneficio en el uso de antivirales:

- Protección ocular.

- Glucocorticoides 1mg/kg/día.

- Antivirales: Valaciclovir 1g/8h, 7 días, Aciclovir 800mg 5 veces al día en intervalos de 4 horas, omitiendo la dosis nocturna, durante 7 días.

¿Cuándo derivar?

Como se ha comentado en el párrafo anterior, el pronóstico de este cuadro es peor que en el caso de la parálisis de Bell. En estos casos, está indicada la realización de una electromiografía a los 3 meses si no existe *restitutio ad integrum*.

Existen diferentes tratamientos que se pueden aplicar en la parálisis facial establecida y que deben ser valorados por diferentes especialistas

Capítulo 4: vértigo

El mareo es un motivo de consulta muy frecuente en la práctica clínica diaria. Puede obedecer a 4 causas principalmente:

- Vértigo: sensación ilusoria de giro de objetos o del propio cuerpo con respecto al medio. Su origen puede ser central cuando asienta en el SNC o bien periférico, cuando la alteración se encuentra a nivel del sistema vestibular situado en el oído interno.

- Síncope-pre síncope: pérdida transitoria de nivel de conciencia, de inicio rápido, con recuperación posterior.

- Desequilibrio: alteración de la posición y la marcha de múltiples orígenes (visual, neurógeno, vestibular, muscular…)

- Mareo inespecífico: cuadro mal definido que no puede ser incluido en las restantes categorías.

Centrándonos en el vértigo, el principal objetivo de la Atención Urgente es diferenciar un proceso de origen periférico de un proceso central, que si bien es menos frecuente, su pronóstico puede ser nefasto si no se sospecha.

Los signos y síntomas cardinales que definen el vértigo periférico (aunque no exclusivos) son:

- Sensación de giro de objetos o del propio cuerpo.

- Sintomatología neurovegetativa: nauseas, vómitos, sudoración…

- Ausencia de pérdida de conciencia.

- Nistagmo espontáneo o provocado, que suele desaparecer con la fijación de la mirada

- Intolerancia al giro

- En determinados cuadros se acompaña de hipoacusia y acúfenos, pero su aparición no indica un origen periférico *per se,* ya que los procesos centrales también pueden cursar con estos síntomas.

El diagnóstico es eminentemente clínico y la necesidad de pruebas complementarias en Urgencias permiten descartar causas centrales de atención inmediata (por ejem: ACV vertebrobasilar)

Las entidades puramente vestibulares periféricas se explican en párrafos inferiores. El objetivo de este tema no es el diagnóstico exacto de las mismas sino el establecimiento de una aproximación a los mismos, así como la distinción entre central y periférico.

Anamnesis

- Edad: la causa más frecuente de vértigo periférico en el Vértigo Posicional Paroxístico Benigno (VPPB), que suele afectar a personas de mediana edad en adelante. Sin embargo, en pacientes jóvenes, puede tratarse de neuritis vestibulares e incluso migrañas vestibulares.

- Factores de riesgo cardiovascular: Laberintoplejías súbitas o procesos centrales

- Enfermedades autoinmunes, vasculares, metabólicas: la enfermedad de Meniére está asociada en ocasiones a la presencia de inmunocomplejos

- Alteraciones visuales: si son de reciente instauración, descartar proceso central. Las alteraciones en la refracción visual no corregida puede ser causa de mareo

- Alteraciones psiquiátricas: mareo psicógeno, fobias...

- Antecedentes personales y familiares de migraña: posible migraña vestibular.

- Descripción del síntoma: la sensación de desvanecimiento, oscilación/ inestabilidad mantenida, pérdida de conciencia... no abogan por un origen periférico.

- Temporalidad: el vértigo nunca es un síntoma mantenido y según su duración puede establecerse una aproximación diagnóstica

- Antecedentes de traumatismo craneal reciente de moderada intensidad: descartados otras complicaciones, la persistencia de vértigo con los cambios posturales puede estar indicando la aparición de un vértigo postraumático que se trata de forma semejante al VPPB.

- Desencadenantes: empeoramiento con el giro cefálico, al girarse en la cama...

- Sintomatología asociada: nauseas/ vómitos, sudoración...

Exploración:

- Exploración general y neurológica.

- Presencia de nistagmo: en el nistagmo vestibular periférico ambos ojos van en la misma dirección (conjugado) con una fase lenta seguida de una rápida (en resorte), horizontal u horizonto-rotatorio, se suprime con la fijación visual y cumple la ley de Alexander (se intensifica al dirigir la mirada al lado del nistagmo). La dirección del nistagmo nos la da la fase rápida (es la que observamos). Durante la exploración del mismo, tener en cuenta que la aparición del nistagmo de la mirada extrema es un proceso fisiológico. Otros tipos de nistagmo nos debe hacer pensar en otros posibles orígenes.

- Otoscopia: descartar la presencia de tapones de cerumen o cuerpos extraños

- Exploración vestibular:

  o Romberg: se explora en bipedestación con los pies juntos y los brazos levantados, a la altura de los hombros. Se pide al paciente que cierre los ojos. En un paciente con patología vestibular aguda, le resultará imposible mantener la bipedestación. En fases crónicas, el paciente caerá hacia el lado del laberinto lesionado. Es conveniente repetir la prueba al menos dos veces

  o Test de los índices de Barany: con el paciente en sedestación se le pide que mantenga los brazos levantados con los índices extendidos en contacto con los del explorador y que cierre los ojos. En cuadros vestibulares periféricos unilaterales no compensados, se producirá una desviación simétrica y horizontal hacia el lado deficitario.

  o Head impulse test, HIT o prueba de impulso cefálico: con el paciente sentado, se le pide que mire fijamente a la nariz del explorador. Se imprimen movimientos cefálicos inesperados a derecha e izquierda, bruscos de unos 30 grados de amplitud. En pacientes con patología vestibular periférica se producirá una respuesta lenta del reflejo vestíbulo-oculomotor que se traduce en la aparición de una sacada correctiva visible al ojo explorador, hacia el objeto de interés. Es una de las pruebas más sencillas y fiables en el diagnóstico clínico de esta patología.

  o Maniobra de Dix Hallpike: se le pide al paciente que se siente en la camilla con las piernas estiradas sobre la misma. Nos colocamos en su lado derecho y giramos la cabeza del paciente 30 grados a la derecha. Posteriormente, tumbamos rápidamente al paciente dejando su cabeza colgando de la camilla. Si el paciente tiene VPPB, se producirá una intensa sensación vertiginosa de segundos de duración y aparición del nistagmo. Si es negativa, se repetirá la misma maniobra pero hacia la izquierda.

Diagnóstico diferencial de los principales cuadros que cursan con vértigo periférico:

Diagnóstico	Antecedentes	Duración	Signos/síntomas	Evolución
VPPB	Giros cefálicos	Segundos/ minutos	No otros síntomas asociados	Recurrente o desaparición espontánea
Neuritis vestibular	Súbita sin relación con ningún evento	Más de 24 horas	Importante cortejo neurovegetativo sin otros síntomas	Crisis mantenida incapacitante con recuperación posterior
Laberintoplejía súbita	Pacientes con FRCV, enfermedad autoinmune... En ocasiones sin antecedentes	Más de 24 horas	Importante cortejo neurovegetativo e hipoacusia aguda neurosensorial unilateral com acúfenos	Crisis vertiginosa mantenida con recuperación posterior. La hipoacusia sin tratamiento puede ser permanente
Enfermedad de Meniére	estrés	Horas	Importante cortejo neurovegetativo, aumento de la hipoacusia, plenitud ótica y acúfenos	Mejora del vértigo empeoramiento de la hipoacusia
Laberintitis	Complicación de una OMA u OMS	días	Hipoacusia transmisiva de días de evolución con aparición de vértigo	Variable
Ototoxicidad	Gentamicina, furosemida, vancomicina, citostáticos	progresiva	Desequilibrio/ vértigo con hipoacusia neurosensorial bilateral	Vértigo de evolución variable, hipoacusia permanente
Vértigo recurrente	No desencadenante claro	Variable	No cumple los criterios anteriores. Puede ser debut de Meniére	Variable
Barotraumatismo Traumatismo	Cambios de presión / trauma	Minutos días	Hipoacusia y acúfenos	Autolimitado

Principales cuadros que cursan con vértigo de origen central:

Diagnóstico	Antecedentes	Duración	Signos/ sintomas	Evolu ción
Migraña vestibular	Junto con otras manifestaciones migrañosas	variable	variables	Recur rente. Caso s pediát ricos
Neurinoma del acústico	Tumoración del ángulo pontocerebeloso	Desequilibrio mantenido	Hipoacusia unilateral y acúfenos	Progr esivo
AIT	FRCV	Minutos/ horas	Sintomas neurológicos predominantes	Aisla do o recurr ente
Infarto/ hemorragia cerebelosa	FRCV	Días/ semanas	Ataxia	Inicio súbit o
Esclerosis múltiple	Enfermedad degenerativa	Días/ semanas	Diplopía, parestesias y paresia	En brote s
Tumores de fosa posterior		Días / semanas	Sintomas cerebelosos	progr esivo

Tratamiento

Consideraciones previas:

- La exploración vestibular debe realizarse antes de administrar ningún tratamiento sedante vestibular, pues los signos pueden verse alterados y ofrecer una exploración normal. En caso de derivación urgente a un ORL, no se administrará sedantes hasta después de la exploración.

- **El VPPB suele ser el diagnóstico más frecuente**.

- El tratamiento del VPPB se realiza con las maniobras de reposicionamiento, NO con medicación.

- **Los tratamientos sintomáticos no deben mantenerse más allá de las 48 horas,** salvo excepciones. Deben retirarse cuando cese la clínica, pues interfieren en la compensación central.

- **La betahistina (Serc) SOLO está indicada en la enfermedad de Meniére** y no es un tratamiento sintomático, si no de mantenimiento, ya que actúa en la prevención de futuras crisis.

- La Sulpirida (Dogmatil) no es el tratamiento de primera elección del vértigo, si no que se debe aplicar cuando el tratamiento habitual no funciona (según ficha técnica) y nunca debe ser usado como preventivo

- Salvo el VPPB, la mayoría los trastornos vestibulares requieren rehabilitación vestibular mediante maniobras y para ello no deben estar bajo los efectos de los sedantes vestibulares. Es normal que se mareen durante su realización

Los tratamientos del vértigo periférico se dividen en sintomático, específicos y rehabilitador.

Tratamiento sintomático:

Aplicable a todos los vértigos de origen periférico, Excepto el VPPB.

ANTIHISTAMÍNICOS:

- Meclizina: adultos, 25 mg VO dividido en varias tomas, con dosis máxima de 100mg/día. Niños mayores de 12 años, dosis máxima de 50mg/día

- Dimenhidrinato: adultos VO de 50-100mg cada 6-8 horas, con dosis máxima de 400mg/día. Niños de 6-11 años, 25-50 mg cada 6-8h, con dosis máxima de 150 mg/día. Niños de 2-5 años, 12,5-25 mg cada 6-8 horas, con dosis máxima de 75mg/día. Existe también dispensación por vía rectal.

- Difenhidramina: adultos oral, 25-50mg cada 6-8 horas con dosis máxima de 300mg/día.

BENZODIACEPINAS

- Diazepam: adultos, 2-10 mg VO, IM o IV, cada 3-4 horas.

- Lorazepam: adultos 2-4 mg cada 12h, VO.

- Clonazepam: adultos, 0,5 mg cada 8 horas, VO, con dosis máxima de 20 mg/dia. Parenteral: 1 mg iv com dosis máxima 10mg/dia

ANTIHEMÉTICOS

- Ondasetron: Adultos, 8 mg o 0,15mg/kg/día, iv, o 8mg en dos tomas, VO. Niños de 2-18 años, 0,1 mg/kg/día IV o VO, con dosis máxima de 4 mg

- Metoclopramida: Adultos 10 mg VO o IV cada 6 horas, con dosis máxima de 30 mg. Niños mayores de 1 año 0,15 mg/kg/día VO o IV, con dosis máxima de 0,5mg/kg7día

Tratamientos específicos

- Vértigo Posicional Paroxístico Benigno: Una vez diagnosticado con la Maniobra de Hallpike, su tratamiento se basa en la recolocación de los otolitos mediante la Maniobra de Epley. Una vez realizada, se recomendará reposo cervical absoluto durante 24 horas, pudiendo recurrir a "collarines" y descanso nocturno con cabecero elevado 30 grados para evitar los giros bruscos durante esa noche, NO requiriendo tratamiento farmacológico. Si se han realizado las maniobras correctamente, se derivará Consultas de ORL en tres semanas para valorar el estado del paciente. Si no se realizan dichas maniobras, se remitirá a ORL, SIN TRATAMIENTO SEDANTE, recomendando evitar los giros bruscos de cabeza e incluso evitar levantarse por el lado de la cama habitual.

- o Maniobra de Epley: si durante la exploración de la maniobra del Hallpike el paciente experimenta la sintomatología descrita, desde esa posición y transcurridos unos segundos para el cese de la misma, realizamos un giro cefálico de 180° hacia el lado contrario. Posteriormente y sin mover el cuello, se procederá a girar el cuerpo completo en bloque hacia el lado contrario, es decir, hacia el lado en el que se encuentra mirando el paciente. La posición actual, será el decúbito lateral completo al lado contralateral del que dio positivo en la exploración. Seguidamente pedimos al paciente que baje los pies de la camilla como si se quisiera levantar de su cama con el cuello recto. Al incorporarse puede presentar de nuevo la clínica

- Neuritis vestibular y laberintoplejía súbita: Tratamiento sintomático y corticoesteroides. Las dosis aplicadas son de 1mg/kg/día prednisona, Deflazacort o Metilprednisolona VO durante 20-25 días, con pauta descendente posterior asociado a protección gástrica según factores de riesgo. Los pacientes diabéticos pueden ser tratados con inyección intratimpánica de corticoides en consulta de Otorrinolaringología. La derivación será preferente al especialista en Otorrinolaringología, para valoración.

- Laberintitis serosa: Complicación de una otitis media aguda, crónica o serosa. El tratamiento es el de la causa y sintomático del vértigo. Se remitirá a ORL para valoración.

- Enfermedad de Meniére: aplicación de tratamiento sintomático, continuar con su tratamiento habitual y rehabilitación vestibular. Revisión por su especialista según cita o bien, si las crisis son muy frecuentes, adelantar cita.

- Vértigo recurrente: tratamiento sintomático. Control por el Especialista en Atención Primaria y derivación a Especialista en Otorrinolaringología para estudio.

ANEXO: Urgencias postquirúrgicas en cirugía de oído.

Las cirugías de oído pueden ser mirigotomías, con colocación de drenajes transtimpánicos o timpanotomias, las cuales se dividen en varios tipos que no son objeto de este libro. Se trata en la mayoría de los casos de cirugía mayor ambulatoria con altas en el mismo día.

Miringotomía con colocación de drenajes uni o bilaterales: es una intervención bastante frecuente, especialmente en niños. Su función, como su nombre indica, es el drenaje de secreciones que ocupan el oído medio y que no son eliminadas de forma espontánea, provocando hipoacusia transmisiva persistente. En la exploración, dependiendo del tiempo de evolución, podremos observar restos de moco o material serohemático, junto con el tubito de drenaje de color variable insertado en el tímpano.

Los principales motivos de consulta en Urgencias son:

- Dolor: aunque es una intervención poco molesta y con frecuencia indolora, algunos pacientes pude referir dolor, sin que implique infección.

- Salida de restos de sangre o moco: horas e incluso días después de la intervención es un hecho normal sin necesidad de tratamiento.

- Caída del drenaje: la mayoría de los drenajes se colocan con carácter provisional y están diseñados para su extrusión espontánea entre los 6 meses y el año desde su colocación.

Sería motivo de tratamiento con antibióticos tópicos y derivación, la presencia de un tímpano abombado, enrojecido, salida de material purulento y fiebre mantenida más allá de las 24 horas desde la intervención.

Timpanoplastias: implica diferentes intervenciones bajo este nombre. Los abordajes pueden ser transcanal/endoaural (por dentro del conducto), no apreciando incisiones externas, o bien una pequeña a nivel del trago, y retroauriculares con incisión detrás del pabellón.

- Intervención transcanal/endoaural: los pacientes suele llevar apósitos cubriendo la totalidad del pabellón junto con gasas en los pliegues, para evitar la maceración de los tejidos. Este primer apósito, en caso de necesidad, puede ser retirado y repuesto por uno en limpio. Lo que no se debe hacer bajo ningún concepto es la extracción de la gasa que ocluye el conducto, si no se trata de personal especializado. Los principales motivos de consulta son:

  o Dolor: intervención poco dolorosa. Puede ser tratada con analgésicos menores.

  o Mareo: en algunos casos, la manipulación quirúrgica del oído puede causar mareo e incluso vértigo.

  o Cervicalgia: debido a la postura mantenida durante la intervención

- Intervención retroaural: en este caso el paciente llevará un vendaje fijo alrededor de la cabeza (capelina) que ejerce presión sobre el pabellón intervenido para evitar despegamientos o colecciones. Al igual que en el caso anterior, llevará un apósito que ocupa la totalidad del pabellón junto con gasas que evitan la maceración. Tanto la capelina como el apósito pueden ser retirados para la inspección si se considera necesario, pero deberán ser repuestos, prestando especial atención al mantenimiento de un mínimo de presión y teniendo en cuenta que en la parte posterior del pabellón, tendremos una incisión suturada. No se deberá extraer las gasas que ocluyen el conducto si no se trata de personal especializado. Las demandas de atención de Urgencias obedece a la misma sintomatología que la expuesta en el apartado anterior. Si bien el dolor puede ser mayor que en el caso anterior, suele solucionarse con analgésicos comunes. En ocasiones pueden referir dolor a nivel temporal, lugar de donde se pueden haber obtenido los injertos.

La derivación urgente estará en función de la presencia de signos y síntomas de alarma pero, por norma general, estos pacientes son revisados entre 24 y 48 horas después de la intervención.

"Toda la información aquí contenida tiene su base bibliográfica fundamentalmente en UpToDate y guías de práctica clínica de Fisterra, atendiendo a sus últimas actualizaciones"

Los autores